Inhaltsverzeichnis

1. Vorwort

Liebe Leserinnen und Leser,

Intervallfasten ist eine beliebte und effektive Methode, um die Gesundheit zu verbessern und Gewicht zu reduzieren. Die Idee dahinter ist einfach: Man isst für eine bestimmte Zeit und fastet dann für eine andere. In den letzten Jahren hat sich Intervallfasten zu einem Trend entwickelt, der von vielen Menschen auf der ganzen Welt praktiziert wird.

In diesem Buch möchten wir Ihnen alles Wissenswerte über Intervallfasten vermitteln. Wir werden Ihnen verschiedene Arten von Intervallfasten vorstellen, die Vorteile aufzeigen und Ihnen Tipps geben, wie Sie das Intervallfasten in Ihren Alltag integrieren können. Wir werden auch auf die neuesten wissenschaftlichen Erkenntnisse eingehen und Ihnen häufig gestellte Fragen beantworten.

Wir hoffen, dass dieses Buch Ihnen helfen wird, mehr über Intervallfasten zu erfahren und es als Teil Ihres Lebensstils zu integrieren. Wir wünschen Ihnen viel Erfolg auf Ihrem Weg zu einem gesünderen und glücklicheren Leben.

Herzliche Grüße,

F. Müller

2. Was ist Intervallfasten und wie funktioniert es ?

Intervallfasten ist eine Ernährungsmethode, die darauf abzielt, den Körper regelmäßig einer Fastenperiode auszusetzen, gefolgt von einer Periode, in der Nahrung aufgenommen wird. Im Allgemeinen geht es darum, die Zeitspanne zu verlängern, in der der Körper nicht aktiv Nahrung aufnimmt, um ihm mehr Zeit zum Verdauen, Reparieren und Regenerieren zu geben.

Die beiden häufigsten Methoden des Intervallfastens sind das 16/8-Modell und das 5:2-Modell. Beim 16/8-Modell wird die Nahrungsaufnahme auf einen bestimmten Zeitraum von acht Stunden beschränkt, gefolgt von einer Fastenzeit von 16 Stunden. Zum Beispiel können Sie Ihr letztes Abendessen um 20 Uhr haben und dann das Frühstück um 12 Uhr mittags des folgenden Tages einnehmen. Die restliche Zeit ist Fastenzeit, in der keine Kalorien aufgenommen werden.

Beim 5:2-Modell wird die Nahrungsaufnahme auf fünf Tage in der Woche verteilt, während an den anderen zwei Tagen eine kalorienreduzierte Diät oder Fastenperiode durchgeführt wird. Zum Beispiel könnten Sie Montag bis Freitag normal essen und an Samstag und Sonntag nur eine begrenzte Menge an Kalorien zu sich nehmen oder fasten.

Unabhängig von der Methode ist das Ziel des Intervallfastens, den Körper zu zwingen, seine Energie aus den gespeicherten Reserven zu gewinnen, anstatt ständig mit der Verdauung von Nahrung beschäftigt zu sein. Dadurch wird der Stoffwechsel verbessert und es können positive Auswirkungen auf Gewichtsverlust, Insulinempfindlichkeit, Entzündungen und viele weitere gesundheitliche Vorteile haben.

Es ist jedoch wichtig zu beachten, dass Intervallfasten nicht für jeden geeignet ist und dass es wichtig ist, mit einem Arzt oder Ernährungsberater zu sprechen, bevor Sie mit dieser Ernährungsmethode beginnen. Personen mit bestimmten gesundheitlichen Bedingungen oder medizinischen Vorgeschichten sollten auch vorsichtig sein und möglicherweise alternative Ansätze in Betracht ziehen.

3. Welche 10 allgemeinen Vorteile bringt Intervallfasten ?

1. Verbesserter Stoffwechsel: Intervallfasten kann den Stoffwechsel verbessern, indem es den Körper dazu zwingt, Fettreserven als Energiequelle zu nutzen. Das 16/8-Modell kann beispielsweise den Blutzuckerspiegel senken und die Insulinempfindlichkeit verbessern, was das Risiko für Diabetes und andere Stoffwechselstörungen verringern kann.

2. Reduzierung von Entzündungen: Intervallfasten kann auch dazu beitragen, Entzündungen im Körper zu reduzieren. Entzündungen können eine wichtige Rolle bei der Entstehung von chronischen Erkrankungen spielen, wie beispielsweise Herzkrankheiten, Arthritis und Krebs. Studien haben gezeigt, dass Intervallfasten bestimmte Entzündungsmarker im Körper senken kann.

3. Unterstützung des Immunsystems: Intervallfasten kann auch dazu beitragen, das Immunsystem zu stärken. Es wurde gezeigt, dass das Fasten das Wachstum neuer Immunzellen stimuliert und Entzündungen reduziert, was zur Vorbeugung von Infektionen beitragen kann.

4. Gewichtsabnahme: Intervallfasten kann auch helfen, Gewicht zu verlieren. Dies liegt daran, dass das Fasten dazu beitragen kann, den Kalorienverbrauch zu erhöhen und den Appetit zu regulieren. Es kann auch dazu führen, dass der Körper mehr Fett als Energiequelle verbrennt, was zur Gewichtsabnahme beitragen kann.

5. Verbesserte Gehirnfunktion: Intervallfasten kann auch die Gehirnfunktion verbessern, einschließlich der kognitiven Leistung und der Konzentration. Es wurde gezeigt, dass das Fasten die Bildung neuer Nervenzellen im Gehirn stimuliert und die Freisetzung von Neurotransmittern erhöht, die für die Gehirnfunktion wichtig sind.

6. Reduzierte Entzündung im Gehirn: Intervallfasten kann dazu beitragen, Entzündungen im Gehirn zu reduzieren, was mit einem geringeren Risiko für neurodegenerative Erkrankungen wie Alzheimer und Parkinson in Verbindung gebracht wird.

7. Verlängerte Lebensdauer: Einige Studien haben gezeigt, dass Intervallfasten dazu beitragen kann, die Lebensdauer zu verlängern, indem es die Zellregeneration und den Zellabbau im Körper unterstützt.

8. Verbesserung der Herzgesundheit: Intervallfasten kann dazu beitragen, die Herzgesundheit zu verbessern, indem es den Blutdruck und den Cholesterinspiegel senkt und die Insulinempfindlichkeit erhöht.

9. Unterstützung der Zellreparatur: Intervallfasten kann dazu beitragen, die körpereigene Zellreparatur zu fördern, indem es die Produktion von Proteinen stimuliert, die für die Zellreparatur wichtig sind.

10. Verbesserung der Hautgesundheit: Intervallfasten kann auch dazu beitragen, die Hautgesundheit zu verbessern, indem es die Produktion von Kollagen und Elastin erhöht, die für die Hautelastizität und -festigkeit wichtig sind.

Es ist jedoch wichtig zu beachten, dass weitere Forschung notwendig ist, um diese potenziellen Vorteile zu bestätigen und zu untersuchen, wie sie auf individueller Basis wirken. Auch sollte Intervallfasten nicht von Personen mit bestimmten Gesundheitszuständen oder Schwangeren durchgeführt werden, ohne vorher Rücksprache mit einem Arzt zu halten.

4. Die 5 häufigsten Arten von Intervallfasten inkl. Vor- und Nachteile

1. **16/8-Intervallfasten:** Diese Methode besteht aus einem täglichen Fastenzeitraum von 16 Stunden und einem Essenszeitraum von 8 Stunden. Zum Beispiel könnte man zwischen 12:00 und 20:00 Uhr essen und dann die restlichen 16 Stunden des Tages fasten. Während des Essenszeitraums kann man zwei bis drei Mahlzeiten zu sich nehmen, um sicherzustellen, dass der Körper ausreichend Nährstoffe erhält.

<u>Vorteile:</u>

- Verbesserte Insulinsensitivität

- Reduzierung des Körperfetts

- Verbesserte kognitive Funktion

- Erhöhte Energie

- Bessere Verdauung

<u>Nachteile:</u>

- Schwierigkeiten, die Essenszeiten einzuhalten

- Fehlende Nährstoffe, wenn man während des Essenszeitraums zu wenig isst

2. **5:2-Diät:** Diese Methode beinhaltet fünf Tage der Woche, an denen man normale Mahlzeiten isst, und zwei Tagen, an denen man nur 500-600 Kalorien zu sich nimmt. An diesen beiden Tagen kann man entweder eine oder zwei kleine Mahlzeiten zu sich nehmen, um sicherzustellen, dass der Körper ausreichend Nährstoffe erhält.

Vorteile:

- Gewichtsabnahme

- Verbesserte Insulinsensitivität

- Verbesserte kognitive Funktion

- Reduzierung von Entzündungen

- Verbesserte kardiovaskuläre Gesundheit

Nachteile:

- Schwierigkeiten, sich an die 500-600 Kalorien an Fastentagen zu halten

- Fehlende Nährstoffe, wenn man an den Fastentagen zu wenig isst

3. **Eat-Stop-Eat:** Bei dieser Methode fastet man für 24 Stunden, einmal oder zweimal pro Woche. Zum Beispiel könnte man von einem Mittagessen an einem Tag bis zum Mittagessen des nächsten Tages fasten. Während des Fastens trinkt man jedoch weiterhin Wasser und andere kalorienfreie Getränke.

Vorteile:

- Gewichtsabnahme

- Verbesserte Insulinsensitivität

- Verbesserte kognitive Funktion

- Reduzierung von Entzündungen

- Erhöhte Fettverbrennung

Nachteile:

- Schwierigkeiten, den 24-Stunden-Fastenzeitraum einzuhalten

- Fehlende Nährstoffe, wenn man während des Fastens zu wenig trinkt

4. Alternate-Day-Fasting: Bei dieser Methode wechselt man zwischen Fastentagen und normalen Essensperioden. Zum Beispiel könnte man an einem Tag normal essen und am nächsten Tag fasten. Während des Fastentages kann man entweder gar nichts zu sich nehmen oder nur 500-600 Kalorien in einer kleinen Mahlzeit.

Vorteile:

- Gewichtsabnahme

- Verbesserte Insulinsensitivität

- Verbesserte kognitive Funktion

- Reduzierung von Entzündungen

- Verbesserte kardiovaskuläre Gesundheit

Nachteile:

- Schwierigkeiten, an Fastentagen Nährstoffe zu sich zu nehmen

- Schwierigkeiten, sich an wechselnde Essenszeiten zu gewöhnen

5. **Warrior-Diät:** Bei dieser Methode isst man den ganzen Tag über sehr wenig oder gar nichts und isst dann eine große Mahlzeit am Abend. Zum Beispiel könnte man tagsüber nur kleine Snacks wie Gemüse oder Obst essen und dann abends eine große Mahlzeit mit viel Protein und Gemüse zu sich nehmen.

<u>Vorteile:</u>

- Gewichtsabnahme

- Verbesserte Insulinsensitivität

- Erhöhte Fettverbrennung

- Erhöhte Energie

- Verbesserte kognitive Funktion

<u>Nachteile:</u>

- Schwierigkeiten, sich tagsüber auf kleine Snacks zu beschränken

- Fehlende Nährstoffe, wenn man während des Fastens zu wenig isst

5. Die häufigste Arten von Intervallfasten

Die häufigste Art von Intervallfasten ist das 16/8-Modell, bei dem man täglich innerhalb eines 8-stündigen Essensfensters isst und dann 16 Stunden fastet.

Diese Methode ist sehr beliebt, weil sie einfach in den Alltag integriert werden kann und nicht zu drastischen Veränderungen im Essverhalten führt. Die meisten Menschen schlafen sowieso etwa 8 Stunden pro Nacht, so dass sie während dieser Zeit fasten. Wenn man also zum Beispiel um 20 Uhr zu Abend isst und um 12 Uhr mittags am nächsten Tag das Frühstück einnimmt, hat man bereits 16 Stunden gefastet.

Zudem ist diese Methode sehr flexibel, da man das Essensfenster an die eigenen Bedürfnisse anpassen kann. Man kann es beispielsweise verschieben, wenn man einen frühen Termin hat oder später zu Abend isst. Außerdem ist es einfacher, sich innerhalb eines Zeitraums von 8 Stunden satt zu essen, als beispielsweise nur innerhalb von 4 Stunden, wie es bei anderen Methoden der Fall sein kann.

Die 16/8-Methode hat auch zahlreiche gesundheitliche Vorteile, wie eine verbesserte Insulinsensitivität, eine Reduzierung von Entzündungen und eine bessere Verdauung. Sie eignet sich auch gut für Menschen, die abnehmen möchten, da sie oft zu einem Kaloriendefizit führt, ohne dass man sich hungrig fühlt oder sich zu sehr einschränken muss.

Insgesamt ist das 16/8-Modell eine sehr zugängliche und einfache Art des Intervallfastens, die viele Vorteile bietet und leicht in den Alltag integriert werden kann.

6. 10 Tipps für die Umsetzung von Intervallfasten

Hier sind einige praktische Tipps, die dabei helfen können:

1. Machen Sie es sich leicht: Beginnen Sie mit einem einfachen Intervallfasten-Plan, z.B. mit einem 16/8-Modell. Je einfacher und flexibler der Plan ist, desto eher werden Sie ihn in Ihren Alltag integrieren können.

2. Planung: Planen Sie im Voraus, wann Sie essen und wann Sie fasten möchten. Wählen Sie die Methode des Intervallfastens, die am besten zu Ihrem Lebensstil und Ihren Bedürfnissen passt.

3. Vorbereitung: Machen Sie sich auf das Fasten vor, indem Sie Ihre Mahlzeiten entsprechend planen und ausreichend hydratisiert bleiben. Stellen Sie sicher, dass Sie genügend Wasser und andere Flüssigkeiten während der Fastenphase zu sich nehmen.

4. Essen und Trinken während des Essensfensters: Achten Sie darauf, während des Essensfensters nahrhafte und ausgewogene Mahlzeiten zu sich zu nehmen, die reich an Protein, gesunden Fetten und Ballaststoffen sind. Vermeiden Sie zuckerhaltige Getränke und verarbeitete Lebensmittel.

5. Aktivitäten während der Fastenperiode: Wählen Sie Aktivitäten aus, die Ihnen helfen, sich abzulenken und die Zeit schneller vergehen zu lassen, wie z.B. Spaziergänge, Yoga oder Meditation.

6. Reaktionen des Körpers: Es ist normal, dass der Körper während der Fastenperiode auf Veränderungen reagiert. Manche Menschen können anfangs ein Gefühl von Hunger oder Müdigkeit verspüren, aber dies sollte nach ein paar Tagen nachlassen. Es kann auch sein, dass Sie anfangs etwas unruhig schlafen oder Kopfschmerzen haben, aber auch diese Symptome sollten sich im Laufe der Zeit verbessern.

7. Vermeiden Sie übermäßiges Essen: Wenn Sie in Ihrem Essensfenster essen, achten Sie darauf, dass Sie nicht zu viel auf einmal essen. Essen Sie lieber mehrere kleinere Mahlzeiten, um Überfressen zu vermeiden.

8. Setzen Sie realistische Ziele: Setzen Sie sich realistische Ziele, z.B. eine bestimmte Anzahl von Fastentagen pro Woche oder eine bestimmte Anzahl von Stunden Fasten pro Tag. Es ist wichtig, dass Sie sich nicht überfordern und Ihre Ziele nach und nach steigern.

9. Achten Sie auf Ihre Flüssigkeitszufuhr: Während des Fastens sollten Sie ausreichend Flüssigkeit zu sich nehmen, um Ihren Körper hydratisiert zu halten. Wasser ist die beste Wahl, aber auch ungesüßte Tees und Kaffee (ohne Zucker oder Milch) sind erlaubt.

10. Seien Sie geduldig: Veränderungen in Ihrem Körper und Ihrem Gewicht werden nicht über Nacht eintreten. Seien Sie geduldig und konsequent in Ihrem Intervallfasten-Plan und geben Sie Ihrem Körper Zeit, sich an die neue Ernährungsweise zu gewöhnen.

Intervallfasten kann eine herausfordernde, aber lohnende Ernährungsmethode sein, die viele Vorteile für Ihre Gesundheit bieten kann. Mit diesen Tipps können Sie Intervallfasten erfolgreich in Ihren Alltag integrieren und auf dem Weg zu einem gesünderen und fitteren Körper sein.

7. 10 mögliche Fehler bei der Umsetzung von Intervallfasten

1. Zu viel oder zu schnell: Wenn Sie zu schnell mit dem Intervallfasten beginnen oder zu lange Fastenperioden wählen, kann dies zu unerwünschten Nebenwirkungen wie Müdigkeit, Schwindel, Kopfschmerzen und Heißhunger führen.

2. Nicht ausreichend hydratisiert: Es ist wichtig, während des Intervallfastens ausreichend Wasser und andere Flüssigkeiten zu sich zu nehmen, um Ihren Körper hydratisiert zu halten. Eine unzureichende Flüssigkeitszufuhr kann zu Dehydrierung, Verstopfung und anderen gesundheitlichen Problemen führen.

3. Falsche Lebensmittelauswahl: Während der Essensphasen sollten Sie darauf achten, dass Sie gesunde, nährstoffreiche Lebensmittel zu sich nehmen. Eine falsche Lebensmittelauswahl kann zu Gewichtszunahme, schlechterer Verdauung und anderen Gesundheitsproblemen führen.

4. Zu viel Zucker: Zuckerhaltige Getränke oder Lebensmittel können das Fasten unterbrechen und den Insulinspiegel anheben, was zu Heißhunger und Gewichtszunahme führen kann.

5. Keine ausreichende Kalorienzufuhr: Eine zu geringe Kalorienzufuhr während des Essensfensters kann zu Mangelernährung, Müdigkeit und einer schlechteren Leistungsfähigkeit führen.

6. Überspringen von Mahlzeiten: Einige Menschen neigen dazu, Mahlzeiten während des Essensfensters zu überspringen, um das Fasten zu verlängern. Dies kann jedoch zu ungesunden Essgewohnheiten, einem langsameren Stoffwechsel und einem erhöhten Verlangen nach ungesunden Lebensmitteln führen.

7. Stress: Stress kann das Fasten erschweren und zu Heißhunger und schlechterer Schlafqualität führen. Versuchen Sie, Stress durch Entspannungsübungen wie Yoga, Meditation oder Spaziergänge zu reduzieren.

8. Zu viel Sport: Während des Fastens sollten Sie moderates Training betreiben und intensive Workouts vermeiden. Zu viel Sport kann den Körper überfordern und zu Muskelabbau, Müdigkeit und anderen Gesundheitsproblemen führen.

9. Keine individuelle Anpassung: Jeder Körper ist unterschiedlich und benötigt individuelle Anpassungen beim Intervallfasten. Wenn Sie keine individuelle Anpassung vornehmen, können Sie Ihre Gesundheit und Leistungsfähigkeit beeinträchtigen.

10.Keine medizinische Abklärung: Bevor Sie mit dem Intervallfasten beginnen, sollten Sie Ihren Arzt konsultieren, insbesondere wenn Sie medizinische Probleme haben oder Medikamente einnehmen. Eine unangemessene Anpassung des Intervallfastens kann zu unerwünschten Nebenwirkungen und Gesundheitsproblemen führen.

Indem Sie diese möglichen Fehler vermeiden und auf eine ausgewogene, nährstoffreiche Ernährung achten, können Sie Intervallfasten erfolgreich in Ihren Alltag integrieren und von den zahlreichen gesundheitlichen Vorteilen profitieren

8. Die Wissenschaft hinter Intervallfasten

Einige Studien haben gezeigt, dass Intervallfasten das Risiko von verschiedenen Krankheiten und Gesundheitsproblemen reduzieren kann. Zum Beispiel kann Intervallfasten helfen, den Blutzuckerspiegel zu regulieren und die Insulinsensitivität zu verbessern. Eine Studie aus dem Jahr 2014 fand heraus, dass Intervallfasten bei übergewichtigen Menschen die Gewichtsabnahme fördern kann und gleichzeitig den Muskelabbau reduziert.

Eine weitere Studie aus dem Jahr 2018 zeigte, dass Intervallfasten bei älteren Menschen zu einer Verbesserung der kognitiven Funktionen führen kann. Die Forscher fanden heraus, dass Intervallfasten das Gedächtnis verbesserte und die Konzentration erhöhte. Eine andere Studie aus dem Jahr 2019 ergab, dass Intervallfasten das Wohlbefinden bei Patienten mit multipler Sklerose verbessern kann.

Neben den gesundheitlichen Vorteilen kann Intervallfasten auch Auswirkungen auf den Stoffwechsel haben. Eine Studie aus dem Jahr 2020 zeigte, dass Intervallfasten bei adipösen Menschen den Stoffwechsel verbessern kann. Die Teilnehmer, die sich dem Intervallfasten unterzogen, hatten einen höheren Energieverbrauch und eine bessere Fettverbrennung als die Teilnehmer, die eine herkömmliche Diät befolgten.

Eine weitere Studie aus dem Jahr 2021 ergab, dass Intervallfasten auch das Immunsystem stärken kann. Die Forscher fanden heraus, dass das Fasten das Immunsystem stimuliert und Entzündungen reduziert.

Insgesamt zeigen diese Studien, dass Intervallfasten zahlreiche positive Auswirkungen auf den Körper und den Geist haben kann. Die Wissenschaft unterstützt die Annahme, dass Intervallfasten eine wirksame Methode zur Verbesserung der Gesundheit und des Wohlbefindens sein kann.

9. Häufige Fragen und Antworten zu Intervallfasten

1. Was darf ich während der Fastenperiode trinken?

   Wasser, ungesüßten Tee, Kaffee (ohne Milch und Zucker) sind erlaubt.

2. Kann ich während der Fastenperiode Sport treiben?

   Ja, aber es ist wichtig, auf den eigenen Körper zu hören und das Training an die eigene Fitness anzupassen.

3. Ist Intervallfasten für jeden geeignet?

   Nein, Menschen mit bestimmten Vorerkrankungen sollten vor Beginn des Intervallfastens Rücksprache mit einem Arzt halten.

4. Wie oft sollte ich Intervallfasten betreiben?

   Das hängt von Ihren individuellen Zielen ab. Einige Menschen praktizieren es täglich, andere nur einmal pro Woche.

5. Kann ich während des Fastens Supplements nehmen?

   Es ist am besten, Supplements während des Essens zu sich zu nehmen, um sicherzustellen, dass der Körper die Nährstoffe optimal aufnehmen kann.

6. Kann ich während der Fastenperiode rauchen?

Idealerweise sollten Sie das Rauchen ganz aufgeben, aber wenn Sie rauchen müssen, sollten Sie es während der Fastenperiode reduzieren.

7. Kann ich Alkohol trinken, wenn ich Intervallfasten betreibe?

Es wird empfohlen, während der Fastenperiode auf Alkohol zu verzichten.

8. Wie lange dauert es, bis ich Ergebnisse beim Intervallfasten sehe?

Dies hängt von vielen Faktoren ab, einschließlich Ihrer Ernährung, Ihres Bewegungsniveaus und Ihrer individuellen körperlichen Reaktion.

9. Kann ich während des Fastens Kaugummi kauen?

Nein, da Kaugummi Ihre Verdauung stimulieren kann und den Fastenprozess beeinträchtigen kann.

10. Sollte ich meine Kalorien während der Essensperiode einschränken?

Es ist nicht unbedingt erforderlich, aber wenn Sie Gewicht verlieren möchten, ist es wichtig, ein Kaloriendefizit zu erreichen.

11. Kann Intervallfasten den Stoffwechsel verlangsamen?

Nein, im Gegenteil, Intervallfasten kann den Stoffwechsel ankurbeln.

12. Kann Intervallfasten den Hormonhaushalt beeinflussen?

Ja, es kann die Freisetzung von Hormonen wie Insulin, Wachstumshormon und Testosteron beeinflussen.

13. Soll ich während der Essensperiode auf bestimmte Nahrungsmittel verzichten?

Es ist ratsam, auf verarbeitete Lebensmittel und raffinierten Zucker zu verzichten und sich auf Vollwertkost zu konzentrieren.

14. Was passiert mit meinem Körper, wenn ich faste?

Der Körper nutzt die gespeicherten Kohlenhydrate als Energiequelle und beginnt dann, Fett zu verbrennen, um Energie zu erzeugen.

15. Kann Intervallfasten helfen, die Alterung zu verlangsamen?

Einige Studien legen nahe, dass Intervallfasten bestimmte Marker der Alterung verringern kann, aber weitere Forschung ist erforderlich.

16. Kann Intervallfasten bei der Behandlung von Diabetes helfen?

Ja, es kann helfen, den Blutzuckerspiegel zu senken und die Insulinsensitivität zu verbessern.

17. Kann Intervallfasten zu Mangelernährung führen?

Wenn Sie während Ihrer Essensphasen eine ausgewogene Ernährung mit ausreichend Nährstoffen zu sich nehmen, sollten Sie keine Mangelerscheinungen erleiden. Allerdings sollten Sie darauf achten, genügend Proteine, Vitamine und Mineralstoffe zu sich zu nehmen.

18. Kann ich Intervallfasten machen, wenn ich schwanger bin oder stillende Mutter bin?

Es wird empfohlen, während der Schwangerschaft und Stillzeit kein Intervallfasten durchzuführen. Der Körper benötigt in dieser Zeit eine ausreichende Versorgung mit Nährstoffen, um das Wachstum und die Entwicklung des Babys zu unterstützen.

19.Kann ich während des Fastens Kaugummi kauen oder Tee trinken?

Während des Fastens ist es am besten, auf jegliche Form von Kalorien zu verzichten, einschließlich Kaugummi und Tee. Wenn Sie Wasser trinken, sollten Sie darauf achten, dass es keine Kalorien enthält.

20.Muss ich Intervallfasten jeden Tag machen?

Nein, Sie können das Intervallfasten an einigen Tagen in der Woche oder in bestimmten Zeitintervallen durchführen, je nachdem, was für Sie am besten funktioniert.

21.Wie lange dauert es, bis ich Ergebnisse vom Intervallfasten sehe?

Die Ergebnisse können je nach Person und Methode des Intervallfastens variieren. Einige Menschen berichten von Veränderungen innerhalb weniger Wochen, während andere möglicherweise länger brauchen, um signifikante Ergebnisse zu sehen.

22.Kann Intervallfasten meine sportliche Leistung beeinträchtigen?

Wenn Sie regelmäßig Sport treiben und Intervallfasten durchführen, kann dies die sportliche Leistung beeinträchtigen. Es ist wichtig, die Intensität Ihres Trainings während der Fastenphase anzupassen und auf die Bedürfnisse Ihres Körpers zu achten.

23.Kann Intervallfasten helfen, Diabetes zu kontrollieren?

Es gibt einige Hinweise darauf, dass Intervallfasten helfen kann, den Blutzuckerspiegel zu senken und die Insulinsensitivität zu verbessern. Allerdings sollten Menschen mit Diabetes immer mit ihrem Arzt sprechen, bevor sie Intervallfasten ausprobieren.

24.Kann Intervallfasten helfen, den Blutdruck zu senken?

Einige Studien haben gezeigt, dass Intervallfasten den Blutdruck senken kann. Es ist jedoch wichtig zu beachten, dass eine ausgewogene Ernährung und regelmäßige Bewegung auch wichtige Faktoren bei der Kontrolle des Blutdrucks sind.

25.Kann Intervallfasten helfen, das Risiko von Herzkrankheiten zu reduzieren?

Es gibt Hinweise darauf, dass Intervallfasten das Risiko von Herzkrankheiten reduzieren kann, indem es den Blutdruck senkt, die Insulinsensitivität verbessert und Entzündungen reduziert.

10.Intervallfasten als lebenslanger Weg

Das Intervallfasten kann eine effektive Methode sein, um die Gesundheit und das Wohlbefinden zu verbessern. Allerdings ist es wichtig, das Intervallfasten nicht als eine kurzfristige Diät, sondern als einen lebenslangen Weg zu betrachten. Eine der Herausforderungen beim Intervallfasten besteht darin, es langfristig in den Alltag zu integrieren und es beizubehalten.

Um langfristig erfolgreich zu sein, gibt es mehrere Tipps, die Sie beachten sollten. Erstens sollten Sie sich auf eine Intervallfastenmethode konzentrieren, die für Sie machbar ist und die Sie langfristig durchhalten können. Zweitens ist es wichtig, eine gesunde Ernährung zu haben, auch während der Essensphasen. Versuchen Sie, nahrhafte und ausgewogene Mahlzeiten zu sich zu nehmen, um sicherzustellen, dass Ihr Körper alle notwendigen Nährstoffe erhält.

Drittens ist es hilfreich, eine gute Vorbereitung zu haben. Planen Sie Ihre Mahlzeiten im Voraus und halten Sie sich an einen Zeitplan, um sicherzustellen, dass Sie genug Nahrung zu sich nehmen, um Ihre Energie aufrechtzuerhalten. Viertens sollten Sie sich selbst belohnen, um motiviert zu bleiben. Wenn Sie bestimmte Ziele erreicht haben, gönnen Sie sich etwas, das Sie gerne tun oder essen möchten. Das kann dazu beitragen, dass Sie sich auf den Weg zu einem gesünderen Lebensstil freuen.

Und schließlich sollten Sie Ihre Ergebnisse regelmäßig überwachen und Anpassungen vornehmen, falls notwendig. Behalten Sie Ihr Gewicht und Ihre Gesundheit im Auge und passen Sie Ihre Methode des Intervallfastens an, wenn Sie merken, dass es nicht mehr so effektiv ist wie zuvor.

Insgesamt ist es wichtig, sich daran zu erinnern, dass Intervallfasten nicht nur eine schnelle Lösung ist, sondern ein lebenslanger Weg zu einem gesünderen und glücklicheren Leben sein kann. Indem Sie langfristig diszipliniert bleiben und Ihre Gesundheit und Ihr Wohlbefinden im Auge behalten, können Sie das Intervallfasten erfolgreich in Ihren Lebensstil integrieren und davon profitieren.

11.Schlusswort

Intervallfasten ist eine bewährte Methode, um die Gesundheit zu verbessern und das Wohlbefinden zu steigern. In diesem Buch haben wir die Grundlagen des Intervallfastens erläutert, verschiedene Arten von Intervallfasten besprochen und praktische Tipps zur Umsetzung gegeben. Wir haben die zahlreichen gesundheitlichen Vorteile des Intervallfastens aufgezeigt und die neuesten wissenschaftlichen Erkenntnisse präsentiert.

Es ist wichtig zu betonen, dass Intervallfasten kein Wundermittel ist und nicht für jeden geeignet ist. Jeder Körper ist einzigartig und reagiert unterschiedlich auf Intervallfasten. Es ist daher immer ratsam, einen Arzt oder Ernährungsberater zu konsultieren, bevor man mit Intervallfasten beginnt.

Wir hoffen, dass dieses Buch Ihnen geholfen hat, mehr über Intervallfasten zu erfahren und wie Sie es erfolgreich in Ihren Alltag integrieren können. Es ist nie zu spät, gesündere Gewohnheiten anzunehmen und Ihr Wohlbefinden zu verbessern. Mit ein wenig Planung, Geduld und Ausdauer können Sie das Intervallfasten als Teil Ihres Lebensstils einführen und die Vorteile für Ihre Gesundheit und Ihr Wohlbefinden genießen.